AF503735

# PRINCIPES

DE

# L'ÉTHÉRISATION

PRÉSENTÉS

## A L'ACADÉMIE IMPÉRIALE DE MÉDECINE

PAR A. DELABARRE

Docteur en médecine
Chirurgien-dentiste de l'Hospice des Enfants-Trouvés et Orphelins de Paris



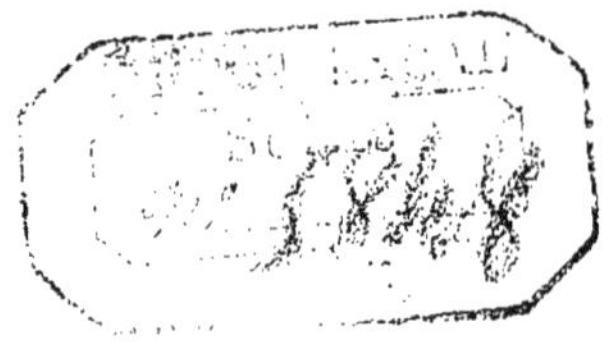

PARIS
IMPRIMERIE DE GUIRAUDET ET JOUAUST
338, RUE SAINT-HONORÉ

1853

# COMMUNICATION

## A L'ACADÉMIE IMPÉRIALE DE MÉDECINE DE PARIS

SUR

# L'ÉTHÉRISATION

---

MESSIEURS,

Ayant opéré, à l'aide de l'éther et du chloroforme, plus de *onze mille* individus de tout âge et de tempéraments très différents, je viens vous prier d'accueillir les remarques que j'ai été à même de faire sur ces agents anesthésiques.

L'anéantissement de la douleur qui accompagne les opérations chirurgicales est certes un secours providentiel que la science et l'humanité commandent de respecter et d'employer, s'il est prouvé que les avantages de ce procédé l'emportent manifestement sur ses inconvénients, et que ceux-ci peuvent toujours être conjurés à l'aide de précautions dont on ne doit jamais s'écarter.

Et d'abord, est-il un seul moyen thérapeutique, un seul procédé opératoire, un seul médicament qui, dans certaines circonstances et sous certaines influences, ne présente quelque danger ?

Pourquoi exigerait-on des anesthésiques une innocuité qu'on n'est pas en droit d'attendre des choses même les plus usuelles ?

Ainsi, l'excès de la boisson, de la course, de la nourriture, le dosage démesuré d'un médicament, la charge exagérée d'un fusil ou la tension illimitée de la vapeur et du gaz, ne donnent-ils pas lieu chaque jour à des accidents de la nature la plus grave ?

Il y a mieux, un bain pris en temps inopportun, un bain, regardé assurément comme la chose la plus inoffensive, ne devient-il pas une cause de mort dans certaines circonstances ?

Pourquoi donc l'éther et le chloroforme *seuls* échapperaient-ils à la loi commune qui veut que chaque fait s'accomplisse sous la garantie de principes et de règles déterminées ?

Qu'on veuille bien se rappeler dans quelles conditions la découverte de l'éthérisation parvint en France.

Les inventeurs, voulant en faire l'objet d'une spéculation, avaient caché avec soin leur mode d'application.

« L'éther annihilait la sensibilité, » voilà tout ce qu'on sut d'abord, et chaque praticien se trouva livré aux suggestions plus ou moins heureuses de son intelligence. Il y en eut, on s'en souvient, qui proposèrent de l'administrer en lavement.

La science est fille de l'expérience, et l'expérience ne

s'acquiert généralement qu'à l'aide de la réflexion, du temps, et souvent aux dépens des plus pénibles sacrifices.

Je crois pouvoir avancer, sans crainte d'être démenti, qu'il n'y a pas une seule découverte scientifique ou industrielle qui ait fait moins de victimes que l'éthérisation, si l'on a égard à la nouveauté du procédé, au nombre considérable d'applications qui en ont été faites et aux immenses services qu'elle a rendus et qu'elle rend encore chaque jour.

Que l'on passe en revue ces innombrables amputations, ces ablations de seins, ces luxations réduites comme par enchantement, enfin ces opérations de toutes sortes qui ne laissent pas même la trace d'un mauvais rêve dans l'esprit des malades; que ces nombreux services, qui tiennent du prestige, soient mis en regard de quelques malheurs isolés, déplorables sans doute, mais inséparables de toute invention nouvelle, et la conclusion ne saurait être douteuse : elle est favorable à l'éthérisation.

Je dis plus; c'est que bien des sujets impressionnables, et dont la sensibilité excessive présentait une complication funeste, n'ont certainement dû la vie et la santé qu'à l'emploi des vapeurs anesthésiques.

Abandonner l'éthérisation n'est donc pas possible dans ce siècle de lumières.

L'exemple de Gui Patin proscrivant, en 1631, l'émétique, et se passionnant contre cet utile remède au point d'obtenir du parlement un arrêt qui en proscrivait l'usage aux médecins d'une manière absolue, n'est pas bon à suivre.

Quel regret n'éprouve-t-on pas en songeant à la réponse de l'Institut, consulté par l'Empereur Napoléon Ier sur la question de savoir si le gaz et la vapeur étaient susceptibles de rendre des services!

En se prononçant pour la négative, ce corps savant commit une erreur des plus graves et des plus préjudiciables à la science et au pays.

L'éthérisation est, je n'hésite point à l'affirmer, une découverte plus précieuse pour l'humanité que toutes ces magnifiques conceptions; et les hommes qui composent aujourd'hui l'Académie des sciences et l'Académie de médecine possèdent tous trop de savoir et de lumières pour laisser périr sans examen un procédé aussi utile.

L'éthérisation est acquise à la science; elle vivra, mais à une condition, c'est que son application ne restera pas plus long-temps livrée au hasard, et qu'elle deviendra l'objet de principes et de règles déterminées, composant une méthode dont on ne devra pas s'écarter.

Cette méthode, je travaille depuis six années à la déterminer, et par mes écrits, et par mes expériences, car c'est ainsi seulement qu'une chose acquiert sa véritable valeur.

J'avais si bien compris, dès l'origine, que le mode d'administration des vapeurs d'éther et de chloroforme n'était pas indifférent, que je terminais par cette phrase une brochure que je publiais en 1847, quelques mois seulement après la découverte de leurs propriétés anesthésiques; phrase qui semblera prophétique, si l'on se reporte à l'époque où elle a été écrite, car aucun accident n'avait encore été signalé :

« *Conclusion* : En résumé, si l'on suit une méthode, » l'éthérisation est la plus utile et la plus admirable des » inventions ; sans méthode, au contraire, elle EST et » passera long-temps encore pour une découverte impar- » faite aux yeux de beaucoup de gens. »

C'est, en effet, parce qu'on s'est trop habitué à regarder l'éthérisation comme un accessoire de peu d'importance et dont l'emploi ne réclamait point une méthode, que les malheurs se sont multipliés dans ces derniers temps.

Ce préambule achevé, qu'on me permette d'exposer la marche que j'ai suivie et les précautions dont je me suis entouré pour arriver à opérer sans accident un aussi grand nombre de sujets.

Soyez assurés, Messieurs, que ce succès constant n'est pas seulement l'effet du hasard et du bonheur; il est le résultat de principes fondés sur l'observation approfondie des phénomènes produits par les anesthésiques sur l'organisme humain.

## MÉTHODE.

Je divise ma méthode en deux parties :

1° La contre-indication,

2° L'application.

Parlons d'abord de la contre-indication.

### AFFECTIONS DES ORGANES ESSENTIELS.

Par les mêmes motifs qui font proscrire l'emploi de certains aliments et de certains médicaments pour quelques organisations particulières et dans des circonstances spéciales, il est également prudent, en certains cas, de s'abstenir d'appeler l'éthérisation à son aide.

De ce nombre sont :

Les maladies avancées du cœur, du cerveau et des poumons, organes essentiels à la vie.

### La plénitude d'estomac.

L'état de plénitude de l'estomac, ainsi que j'ai déjà eu l'occasion de le signaler à l'Académie dans un Mémoire spécial, doit être pris en très sérieuse considération.

Le déplorable événement survenu à Boulogne, ainsi que plusieurs autres accidents du même genre, ont malheureusement confirmé mes prévisions à cet égard.

En effet, ainsi que je l'ai constaté, les vapeurs d'éther et de chloroforme troublent et même suspendent les fonctions digestives; par conséquent, si l'on éthérise les malades sans avoir le soin de leur imposer préalablement la diète, on s'expose à les perdre par suffocation.

De semblables malheurs sont faciles à prévenir.

### La peur.

Si la frayeur qu'éprouvent certains sujets à l'idée soit de l'opération qui doit suivre l'éthérisation, soit de l'éthérisation elle-même, n'est pas l'objet d'une contre-indication absolue à l'emploi des anesthésiques, cette impression fâcheuse exige pourtant une très sérieuse attention au moment de l'application.

La peur n'a quelquefois pas de bornes chez les natures impressionnables et exaltées.

Un grand nombre de sujets préfèrent souffrir de cruelles douleurs pendant plusieurs années plutôt que de subir une incision ou l'extraction d'une dent chancelante, et, s'y décidant enfin, ils tombent en syncope au moment d'en finir; beaucoup ne consentent à être opérés qu'à l'aide du chloroforme, puis l'éthérisation les effraie.

Cet état de l'imagination réclame toute la prudence de l'opérateur.

Sous l'influence de la peur, en effet, les organes de la circulation et de l'inervation cessent de fonctionner d'une manière normale.

Gallien dit textuellement « qu'il n'est peut-être pas de » disposition plus aggravante et plus fatale dans toutes les » maladies que celle de la pusillanimité ».

Il dit encore ailleurs :

« Combien de gens s'empressent de mourir par la frayeur » même de la mort!

» Par la frayeur, les forces vitales sont dissoutes tout à » coup.

» Les personnes qui éprouvent une vive frayeur per» dent le pouls sur-le-champ.

» Un brave militaire, ayant gagé qu'il supporterait une » opération très douloureuse sans pousser un seul cri, fit » de tels efforts pour contenir l'impression que lui causa » l'aspect du chirurgien, qu'en l'apercevant il tomba dans

» un spasme tétanique auquel il succomba. » (*Dictionnaire des sciences médicales.*)

N'en doutez pas, Messieurs, plusieurs individus ont été victimes de la frayeur qu'ils éprouvaient au moment où on les a éthérisés sans tenir compte de cette mauvaise disposition.

C'est certainement à cette impression qu'est dû l'accident arrivé l'année dernière à Strasbourg, accident qui a fait tant de bruit.

En suivant la règle que nous indiquerons un peu plus loin, de semblables malheurs ne se reproduiront plus, j'en suis intimement convaincu.

### L'emploi trop brusque des anesthésiques.

Rien n'est plus imprudent que d'administrer tout à coup à haute dose les vapeurs d'éther et de chloroforme, et cela par plusieurs raisons capitales.

D'abord, il est des sujets chez lesquels une dose très faible de vapeur anesthésique suffit pour déterminer l'insensibilité.

Dans ce cas, en agissant trop brusquement, l'on s'expose à dépasser les bornes de l'éthérisation, et à produire l'asphyxie, de la même manière qu'on empoisonnait autrefois en se hâtant d'administrer l'émétique à haute dose.

D'une autre part, l'inspiration trop brusque d'une quantité trop considérable de vapeurs anesthésiques est suffocante, et provoque généralement un spasme très remarquable dans les organes affectés à la respiration.

Cette importante fonction se trouve alors suspendue, et l'asphyxie devient encore imminente.

C'est donc avec un sentiment de crainte bien fondé que je lus, il y a peu de temps, dans un journal de médecine, l'opinion suivante :

« Le meilleur moyen d'éviter les crises nerveuses qui » précèdent les inspirations d'éther et de chloroforme » consiste à administrer ces vapeurs spontanément à » haute dose. »

D'après les raisons qui précèdent, l'on sent tout ce qu'il y a de dangereux dans un semblable conseil.

Il y a enfin un autre motif qui milite en faveur des doses progressives : c'est l'état d'excitation et d'effroi dans lequel se trouvent la plupart des malades au moment d'être soumis à une opération chirurgicale.

Il doit être dangereux, en effet, lorsque le système nerveux est violemment surexcité, de le faire passer, sans transition, à un état diamétralement opposé.

## La position du malade.

La position à donner aux malades pour les éthériser n'est pas aussi indifférente qu'on pourrait le croire.

Il est de toute nécessité qu'ils soient assis, et non pas couchés sur le dos, ainsi que le conseillent à tort quelques praticiens.

La raison en est appréciable au premier aperçu.

En effet, d'une part, les vapeurs anesthésiques provoquent une supersécrétion des membranes buccales et des glandes salivaires.

De l'autre, au fur et à mesure que la sensibilité s'éteint, la contractilité musculaire cesse.

A ce moment, le mouvement de déglutition nécessaire pour transmettre au tube digestif les mucosités accumulées dans la cavité buccale ne s'opérant plus, celles-ci tendent, si le malade est placé horizontalement, à passer dans les voies aériennes, et elles peuvent encore devenir ici une cause d'asphyxie.

Dès qu'on s'aperçoit que les organes respiratoires sont engagés, il est urgent de les débarrasser en provoquant des vomissements par la titillation de la luette et de l'arrière-bouche.

C'est aussi le procédé que j'emploie depuis long-temps pour faire cesser instantanément le spasme des muscles inspirateurs, l'accolement également spasmodique de la langue au voile du palais, et pour dissiper un commencement d'asphyxie. Aucun stimulant n'équivaut à cet expédient, et l'on perd un temps précieux si l'on compte sur l'ammoniaque et les sels, puisque les organes de la respiration ont cessé d'accomplir leurs fonctions.

Les excitants par inspiration ne sauraient avoir d'effet qu'autant que la respiration est rétablie.

Des observations qui précèdent on doit donc conclure qu'il convient de s'arrêter aux règles et aux préceptes suivants :

## Méthode d'application.

Avoir toujours sous la main :

1° Un couteau à asphyxie en bois ;

2° Un ouvre-bouche confectionné par M. Charrière d'après le dessin que je lui en ai donné, et à l'aide duquel l'on peut vaincre facilement le trismus des mâchoires s'il a lieu, car le couteau à asphyxie est souvent insuffisant dans ce cas ;

3° Une grosse sonde œsophagienne creuse, en gutta-percha ;

4° Un petit flacon d'ammoniaque ;

5° Apprêter d'avance tous les instruments qui doivent servir à l'opération chirurgicale qu'il s'agit de pratiquer ;

6° Enfin s'informer de l'état de santé du malade, et s'assurer s'il est complétement à jeûn.

Ces premières précautions prises, l'on fera asseoir le malade sur son lit ou sur un siége commode, la tête penchée plutôt en avant qu'en arrière.

Si l'on se sert d'un appareil pour l'éther, il doit être combiné de façon à ce que l'air atmosphérique puisse arriver facilement dans l'embouchure, et que la saturation de ce fluide vital ne s'opère que lentement et par degrés, à l'aide d'un robinet que l'on ouvre progressivement.

L'on recommandera au malade d'avaler ou de rejeter les mucosités qui tendent à s'accumuler dans la bouche.

Il faut tenir compte de l'impressionnabilité du sujet pour augmenter plus ou moins vite les doses de vapeur.

Plus le malade paraît effrayé, et plus lentement l'on doit agir : l'état du faciès et du pouls guide suffisamment à cet égard.

Dès que l'insensibilité est constatée, il faut suspendre l'inhalation, étendre le malade si cela est indispensable, et commencer immédiatement l'opération.

Si elle est de longue durée, et que la sensibilité se réveille trop vite, un aide placera de nouveau l'appareil avec les mêmes précautions.

De la sorte, et ainsi que MM. Simpson et Sédillot l'ont dit avec raison, il est facile d'entretenir l'insensibilité pendant un temps fort long, sans qu'il en résulte aucun effet fâcheux.

M. Sédillot prétend avoir maintenu dans l'éthérisme plusieurs sujets pendant plus d'une heure. M. Simpson pratique à l'aide de ce moyen des accouchements fort laborieux avec un art digne des plus grands éloges.

Je crois d'autant plus volontiers à ces résultats si heureux, que j'ai personnellement obtenu plusieurs succès à peu près semblables.

Le docteur Bellet m'ayant prié de l'aider dans une opération de fistule, qui dura vingt-cinq minutes, la malade, traitée avec les précautions indiquées plus haut, resta tout ce temps complétement insensible.

Si l'on a recours au chloroforme, le procédé est absolument semblable. Pourtant, l'action de cet anesthésique étant beaucoup plus énergique et plus prompte que celle de l'éther, il est bon d'insister davantage sur la même dose avant de passer à une autre plus élevée.

L'appareil le meilleur et le plus simple pour administrer le chloroforme est une large éponge commune, très creuse et très poreuse.

Afin de ne pas dépasser, dans la saturation de l'air, le degré propre à chaque individualité, il faut d'abord placer l'éponge, dont le fond est imbibé de chloroforme, à une certaine distance des voies aériennes.

Elle sera mise dans la position que l'on donne à un plat à barbe.

Après avoir obtenu ainsi quelques inspirations, l'on approchera l'éponge de plus en plus, mais toujours par degré, et jusqu'à ce que l'insensibilité soit constatée.

Telle est, Messieurs, la seule manière prudente d'employer les vapeurs anesthésiques, et c'est ainsi, je le répète, que je suis parvenu à opérer, sans accident et avec un plein succès, le nombre considérable de malades que j'ai indiqué en commençant.

## SECOURS A PORTER AUX MALADES DANS DES CAS ANORMAUX.

### Plénitude d'estomac.

J'ai fait observer qu'il était urgent de n'éthériser qu'à jeûn.

Mais si par malheur cette précaution avait été omise, il faudrait employer tous ses soins à exciter des vomissements dès qu'on s'apercevrait, à la pâleur et aux efforts convulsifs du malade, que l'estomac est surchargé. A cet effet, l'on titillera la luette et l'arrière-bouche avec la sonde œsophagienne, et l'on fera boire de l'eau chaude dans laquelle on aura répandu quelques gouttes d'ammoniaque.

### Asphyxie par les anesthésiques.

Il ne faut pas confondre l'éthérisme avec l'asphyxie : ce sont deux faits très différents.

Pour obtenir l'éthérisme sans produire l'asphyxie, il faut sans cesse avoir présent à la pensée un principe fondamental : c'est que l'air atmosphérique seul est propre à entretenir la vie chez l'homme, et que du moment où le fluide vital est supprimé, et qu'on lui substitue tout autre gaz, l'asphyxie est inévitable.

L'éthérisation ne peut donc pas consister à faire inspirer des vapeurs d'éther ou de chloroforme en place d'air, car, dans ce cas, c'est l'asphyxie qui se manifeste.

L'éthérisation consiste à saturer convenablement l'air atmosphérique d'une certaine quantité de vapeurs anesthésiques, de manière à modifier son action sur les centres nerveux, et à produire cette insensibilité temporaire qu'on est convenu d'appeler éthérisme.

Si par de fausses manœuvres l'asphyxie se déclare, il faut à l'instant même rejeter l'appareil, exciter des vomissements, frapper le visage avec un linge mouillé, pratiquer des frictions sur la poitrine, le ventre, et en particulier sur la région du cœur, tremper les pieds et les mains dans de l'eau très chaude, et, par des compressions réitérées sur l'abdomen, rétablir une sorte de respiration artificielle.

Dès que les muscles inspirateurs commencent à fonctionner, un lavement d'eau salée et l'insuflation de l'air à l'aide de la sonde œsophagienne sont d'un bon secours.

## Crises nerveuses.

Par suite de la peur qu'ont éprouvée certains sujets, il se manifeste souvent de violentes crises de nerfs, soit au commencement de l'inhalation, soit au sortir de l'éthérisme.

Si elles ont lieu pendant l'éthérisation, l'on suspend l'inhalation, l'on s'efforce de calmer le malade par la persuasion, on lui fait boire quelques gorgées d'eau fraîche, on l'expose au grand air, et l'on attend, avant de revenir au procédé, que la crise soit entièrement dissipée.

Si cette crise succède à l'opération, les mêmes soins sont indiqués.

L'excitation nerveuse se manifeste sous plusieurs formes différentes :

Elle produit tantôt un trismus des mâchoires,

Tantôt un spasme des muscles inspirateurs,

L'accolement de la langue au voile du palais,

La contraction des muscles du pharynx,

La syncope.

J'ai observé quelques cas d'éclampsie chez les individus sujets à cette névrose.

Mais si l'inhalation a été conduite avec prudence, ces divers phénomènes n'ont aucune gravité, aucune suite fâcheuse; ils ne résistent pas aux moyens suivants :

Le trismus des mâchoires cède aisément à l'action du couteau à asphyxie, combinée à celle de l'ouvre-bouche que l'on introduit entre les dents.

L'accolement de la langue est combattu par l'introduction du doigt entre cet organe et le palais pour en opérer l'abaissement.

La sonde œsophagienne remplace avantageusement le doigt dans ce cas.

Quant aux différents effets spasmodiques des muscles qui concourent à l'acte respiratoire, ils cèdent toujours à la titillation de la luette et de l'arrière-bouche. La syncope elle-même se dissipe instantanément par ce moyen si simple.

C'est un fait pour moi hors de doute que la titillation de la luette et de l'arrière-bouche est le stimulant par excellence, non seulement dans tous les spasmes résultant de l'éthérisation, mais même lorsqu'ils sont l'effet de toute autre cause.

Cette titillation, provoquant le vomissement, offre plusieurs avantages qu'il est bon de noter ici.

D'abord le vomissement est toujours accompagné d'une forte expiration, conséquemment suivie aussitôt d'une très large inspiration, laquelle porte dans les voies aériennes une notable quantité d'air qui éloigne promptement toute cause d'asphyxie.

D'un autre côté, le vomissement détermine une secousse, opère une réaction sur les muscles inspirateurs, et le spasme cesse à l'instant.

### Ivresse.

Quant à l'ivresse qui suit l'éthérisation, d'habitude elle disparaît promptement.

Mais, lorsqu'elle se prolonge, elle cède, soit à l'absorption de quelques gouttes d'ammoniaque prises dans un verre d'eau, soit à l'inspiration seule de cette dernière substance.

Si l'ivresse résiste à ces moyens, il faut provoquer des vomissements et ordonner des lavements salés.

### Conclusion.

En résumé, il résulte de ce qui précède que les anesthésiques, employés avec prudence et méthode, n'offrent aucun danger.

Je ne saurais donc trop le répéter, si les accidents se sont multipliés dans ces derniers temps, après avoir été si rares dans le principe, cela tient à ce que l'éthérisation a été trop souvent considérée, à tort, comme un accessoire sans importance et dont l'application n'exigeait aucune précaution.

En approuvant promptement les principes contenus dans ce Mémoire, l'Académie de médecine de Paris préviendra de nouveaux malheurs; elle rendra un immense service à la science et à l'humanité; elle calmera les inquiétudes des praticiens ébranlés, et elle aura acquis un nouveau titre à la reconnaissance du public rassuré, car elle aura sauvé du naufrage la plus belle et la plus utile des découvertes modernes.



FIN

www.ingramcontent.com/pod-product-compliance
Ingram Content Group UK Ltd.
Pitfield, Milton Keynes, MK11 3LW, UK
UKHW021153230726
13926UKWH00001B/74

9 782016 196045